8°T3
221

8° T3
221

CAUSERIE LITTÉRAIRE

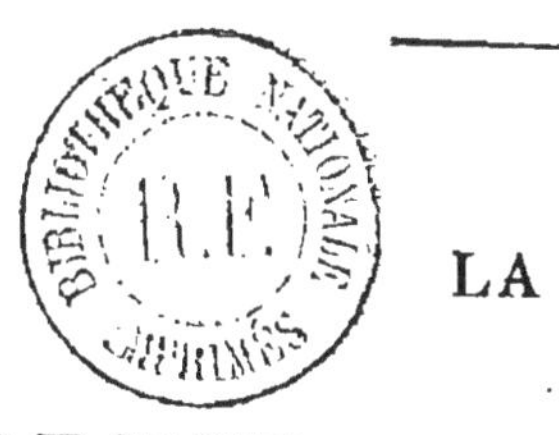

LA MÉDECINE & LES MÉDECINS

Au temps de Molière

Conférence faite à **Biarritz-Association** *le 22 Mars et renouvelée le 28 Avril 1900,*

par M. le Dr DELVAILLE, de Bayonne.

BIARRITZ

Imprimerie et Lithographie A. Lamaignère

1900

8 T 3 221

LA MÉDECINE & LES MÉDECINS

Au temps de Molière

BIBLIOTHÈQUE NATIONALE R.F. IMPRIMÉS

I

Lorsque, pour la première fois, après l'horrible catastrophe qui émut tout l'univers, la Comédie Française parut en public, elle joua à l'Opéra, devant une salle archicomble, un des chefs-d'œuvre, j'allais dire le chef-d'œuvre de Molière, le *Malade Imaginaire*. Pour traiter le sujet de ma causerie, je n'aurais qu'à vous lire d'un bout à l'autre, en l'accompagnant de courts commentaires, cette satire si vivante et si mordante de la médecine et des médecins au XVIIe siècle.

En voici quelques fragments, en matière de préface. Ce ne seront pas les seuls que j'aurai à vous lire.

Beralde, le frère du malade imaginaire Argan, dit en parlant des médecins :

« Ils savent la plupart de fort belles humanités, savent parler en beau latin, savent nommer en grec toutes les maladies, les définir et les diviser, mais pour ce qui est de les guérir, c'est ce qu'ils ne savent pas dutout.

« Entendez-les parler, les plus habiles gens du monde ; voyez-les faire, les plus ignorants de tous les hommes. »

Et un peu plus loin :

« C'est notre impatience qui gâte tout, et presque tous les hommes meurent de leurs remèdes et non pas de leurs maladies. »

Argan, le malade imaginaire, réplique :

« Il est aisé de médire de la médecine quand on est en pleine santé. »

Ce trait n'est-il pas vrai de tous les temps ?

Dans cette représentation du 11 mars, un des attraits pour les spectateurs, grands et petits, c'était comme toujours la *Cérémonie*, à laquelle ont paru tous les artistes... non pas tous, hélas ! il en manquait une qui aurait été si gracieuse dans la robe noire et sous le haut bonnet de docteur.

Cette cérémonie, que Molière avait tracée chez Mme de la Sablière, avec l'aide des médecins Mauvillain et Liénard, et peut-être aussi de Lafontaine et de Boileau, est l'image approximative d'une réception de médecin à cette époque. Elle se termine par l'interrogatoire du candidat.

On lui demande d'abord : Pourquoi l'opium fait-il dormir ?

Et il répond :

Mihi a docto doctore
Demandatur causam et rationem quare
opium facit dormire.
a quoi respondeo
quia est in eo
virtus dormitiva
Cujus est natura.
Sensus assoupire.

Et le chœur des docteurs acclame le récipiendaire.

Bene bene respondere
Dignus est intrare
In nostro docto corpore.

Interrogé sur les moyens de soigner telle et telle maladie, le candidat répond :

Clysterium donare
Postea seignare
Ensuita purgare.

Mais, lui objecte-t-on, quand tout a échoué.

Reseignare, repurgare, reclysteriare.

L'examen fini, le président de la séance fait

prêter serment au nouveau docteur.

Juras gardare statuta
Per facultatem prescripta
Cum sensu et jugeamento.

Molière nous a-t-il donné là le portrait exact de la médecine de son temps ?

On peut répondre oui et non.

Mais vous répondrez vous-mêmes, quand je vous aurai fait pénétrer dans les arcanes de la médecine du grand Siècle.

Aujourd'hui, tout nouveau docteur reçu par la Faculté de Montpellier revêt cette robe de Rabelais mille fois déchiquetée par le respect des élèves, et renouvelée comme le couteau de Janot, et il prononce solennellement le serment d'Hippocrate ainsi résumé : « Je jure d'être fidèle aux lois de l'honneur et de la probité dans l'exercice de la médecine. Je donnerai mes soins gratuits à l'indigent, et n'exigerai jamais un salaire au-dessus de mon travail. Admis dans l'intérieur des maisons, mes yeux ne verront pas ce qui s'y passe ; ma langue taira les secrets qui me seront confiés, et mon état ne servira ni à corrompre les mœurs, ni à favoriser le crime. Respectueux et reconnaissant envers mes maîtres, je rendrai à leurs enfants l'instruction que j'ai reçue de leurs pères. Que les hommes m'accordent leur estime si je suis fidèle à mes promesses ; que je sois couvert d'opprobre et méprisé de mes confrères, si j'y manque ».

Sous Louis XIV, entre autres engagements demandés par le Président de la réception au nouveau docteur, il y avait celui-ci :

« Vous jurez d'observer les secrets d'honneur, les pratiques et les coutumes de la Faculté ».

Les sentiments d'honneur formulés dans ces deux serments étaient réellement observés jadis, et le sont encore aujourd'hui, vous le savez.

Si Molière a ridiculisé la médecine et certains

médecins de son temps, ce n'est que leur pratique qu'il a visée et non leur honnêteté, ou, du moins, celle de la majorité d'entre eux.

Ce qui prête à rire chez les médecins d'alors, c'est l'ensemble de leurs doctrines, c'est l'abus du latin, des longues et bizarres dissertations, du formalisme de leur pratique ; la *fôôrme*, comme dira plus tard Brid'oison.

« Ce n'est pas qu'avec tout cela votre fille ne puisse mourir, dit Desfonandrès, dans l'*Amour médecin* ; mais au moins vous aurez fait quelque chose, et vous aurez la consolation qu'elle sera morte dans les formes ».

Du temps de Molière, on vivait sur les théories médicales d'Hippocrate et de Galien, on ne jurait que par eux.

Voici la critique de cette foi aveugle, dans l'*Amour Médecin* :

« M. Tomès.—Comment se porte son cocher?

« Lisette. — Fort bien. Il est mort.

« M. Tomès. — Mort !

« Lisette. — Oui.

« M. Tomès. — Cela ne se peut pas.

« Lisette. — Je ne sais si cela se peut, mais cela est.

« M. Tomès. — Cela est impossible. Hippocrate dit que ces sortes de maladies ne se terminent qu'à 14 ou à 21, et il n'y a que 6 jours qu'il est tombé malade.

« Lisette. — Hippocrate dira ce qu'il lui plaira ; mais le cocher est mort ».

Voilà pour Hippocrate. Au tour de Galien maintenant ; c'est dans *M. de Pourceaugnac :*

« Le paysan au médecin.— Monsieur, il n'en peut plus et il dit qu'il sent dans la tête les plus grandes douleurs du monde.

« Le médecin. — Le malade est un sot. Dans la maladie dont il est atteint, ce n'est pas la tête, selon Galien, mais la rate qui lui doit faire mal. »

Ce respect pour les anciens se retrouve dans le *Malade Imaginaire*.

Molière fait dire à Diafoirus père :

« Ce qui me plait en mon fils, c'est qu'il n'a jamais voulu comprendre ni écouter les raisons et les prétendues découvertes de notre siècle, telles que la circulation du sang et autres de la même farine ; il s'attache aux opinions des anciens ».

Et dans *Monsieur de Pourceaugnac* :

« C'est un homme qui, quand on devrait crever, ne démordrait pas d'un iota des règles des anciens ; pour tout l'or du monde, il ne voudrait avoir guéri une personne avec d'autres remèdes que ceux que la Faculté permet. ».

Vous comprenez que ces résistances de parti pris entravaient tout progrès.

Si Pasteur était venu lancer, au milieu de ces doctrines surannées sa théorie des microbes avec les conséquences merveilleuses qu'elle a enfantées, les membres de la Faculté se fussent serrés les uns contre les autres en un faisceau compact, impénétrable aux hardiesses de la science nouvelle.

L'esprit de corps les maintenait.

II

Les études médicales étaient longues, laborieuses, coûteuses, assujétissantes.

Les leçons se donnaient en latin, et à des élèves qui avaient fait, dans les collèges, de sérieuses et fortes humanités.

Elles se terminaient par la soutenance d'une thèse souvent bizarre dont la discussion durait de 5 heures du matin à midi.

La thèse n'était cependant pas longue : une grande feuille de papier ornée d'une gravure contenait le titre avec quelques développements.

Voici quelques-uns de ces titres :

Faut-il servir la laitue au premier service, les pommes au second?

Est-il bon de manger des noix après le poisson, du fromage après la viande?

Vivre seulement de pain et d'eau est-il salutaire?

L'eau-de-vie est-elle de l'eau de mort?

S'enivrer une fois par mois est-il salutaire?

La lune a-t-elle de l'influence sur le corps?

Faut-il tenir compte des phases de la lune pour la coupe des cheveux?

La femme est-elle un ouvrage imparfait de la nature?

Les héros naissent-ils des héros?

Si la barbe convient aux médecins.

Qui est plus salutaire, le vin et l'eau, ou l'eau toute seule ou le vin tout seul?

Les littérateurs doivent-ils se marier?

Ce n'étaient pas, comme actuellement, les professeurs seuls qui argumentaient sur ces thèses, et faisaient au néophyte des objections. C'étaient tous les docteurs, et il n'y en avait guère qu'une centaine à la Faculté de Paris.

D'ailleurs les candidats très entraînés à la controverse, aux discours, en faisaient à tout propos et surtout au lit du malade.

Car alors les jeunes docteurs — usage qu'on veut faire revivre — s'attachaient à un médecin expérimenté, l'accompagnaient chez les clients, et là recevaient une leçon, comme aujourd'hui on la donne dans les hôpitaux.

C'était souvent ennuyeux pour le patient, qui ne comprenait rien au latin de ses médecins, ni aux pompeuses explications sur sa maladie.

Tous les médecins n'étaient pas aussi pédants.

Mme de Maintenon dit : « On loue souvent M. Fagon de ce qu'il parle médecine d'une manière si simple et si intelligible, qu'on croit voir les choses qu'il explique. Un médecin de village veut parler grec. »

Le médecin du XVIIe siècle avait un air solennel ou, comme nous disons, l'allure doctorale.

Mais déjà, sous le grand roi, il ne portait plus le long bonnet. Il allait, vêtu d'une longue robe, chausse rouge et rabat, coiffé d'une perruque surmontée d'un chapeau à larges bords.

Plus tard, il portait un habit de drap ou de velours, un tricorne emplumé couvrant sa perruque. Il tenait une canne à la main.

Vous vous rappelez qu'il n'y a pas longtemps encore nos médecins portaient la cravate blanche et la canne à pomme d'or.

Pour aller chez un malade, le médecin était souvent à pied, accompagné du chirurgien portant sa boîte d'instruments et de l'apothicaire portant ses drogues.

Il allait aussi sur une mule et plus tard sur un cheval.

Pauvre mule !

Cyrano de Bergerac dit : « Les médecins font observer à ces pauvres bêtes des jeûnes plus rigoureux que ceux des Ninivites. Ils leur attachent par les diètes la peau tout à cru dessus les os et ne nous traitent pas mieux, nous qui les payons bien, car les docteurs morfondus ne nous font manger que de la gelée. »

On trouve dans Molière un échantillon plaisant du régime débilitant imposé aux malades.

Dans le *Malade Imaginaire* Toinette, déguisée en médecin, dit au pauvre Argan :

— « Que vous ordonne votre médecin pour votre nourriture ?

— « Il m'ordonne du potage

— « Ignorant !

— « De la volaille

— « Ignorant !

— « Du veau

— « Ignorant !

— « Du bouillon

— « Ignorant !

— « Des œufs frais.

— « Ignorant !
— « Et le soir de petits pruneaux
— « Ignorant !
— « Et surtout de boire mon vin coupé
— « Ignorantus, ignoranta, ignorantum ! Il faut boire votre vin pur et, pour épaissir votre sang qui est trop subtil, il faut manger de bon gros bœuf, de bon gros porc, de bon fromage de Hollande. Votre médecin est une bête. »

Mais il y avait pis que le régime débilitant : il y avait la diète qu'on imposait pour ne pas nourrir la fièvre. Alors le malade mourait. Il mourait guéri, suivant l'expression d'un célèbre médecin contemporain. Cette répugnance à nourrir les malades se doublait quelquefois chez le médecin de préoccupations d'autre sorte. Je me rappelle un docteur qui abusait des remèdes et de la diète. Un jour, visitant un malade de ses amis, celui-ci lui dit : Je me trouve mieux, il me semble que j'ai faim, je prendrais bien du chocolat.

— Bon ! bon, dit le praticien, je passe chez mon frère commander pour toi une bonne potion.
— Mais, insiste le malade, du chocolat !
— Non, te dis-je, la potion est nécessaire.
— Ah ! brigand, s'écrie le patient exaspéré, on voit bien que tu n'as pas un frère chocolatier !

Je ne saurais discuter ici les théories médicales du temps de Molière, mais je vous en dirai quelques mots, ne fût-ce que pour expliquer les médications en usage.

On croyait alors aux humeurs, comme au temps d'Hippocrate et de Galien, lesquelles humeurs, quand elles sont en bon état, maintiennent la santé et, quand elles se gâtent, causent les maladies. On les appelait humeurs peccantes.

Molière s'en moque dans le *Médecin malgré lui*.

Sganarelle, consulté sur le mutisme de sa cliente, dit :

« Je tiens que cet empêchement de l'action de la langue est causé par certaines humeurs qu'entre nous autres savants, nous appelons humeurs peccantes, c'est-à-dire humeurs.... peccantes. »

De là les remèdes employés pour chasser les humeurs mauvaises, c'est-à-dire les saignées et les purgatifs si souvent employés.

« Ma foi, Monsieur, dit Toinette dans l'*Amour médecin*, notre chat est réchappé depuis peu d'un saut qu'il fit du haut d'une maison dans la rue. Il fut trois jours sans manger et sans pouvoir remuer ni pied ni patte ; mais il est bien heureux de ce qu'il n'y a point de chats médecins, car ses affaires étaient faites, et ils n'auraient pas manqué de le saigner et de le purger. »

Guy Patin, pour une maladie de sa femme, la saigna 12 fois.

« Nous saignons, dit-il, fort heureusement les enfants de 2 ou 3 mois sans inconvénient ; j'en pourrais montrer vivants dans Paris, saignés dans ce bas-âge, plus de 200. »

Il saigna même une fois un enfant de trois jours.

Il cite un individu saigné 64 fois pour un rhumatisme, un M. Bazalèz, saigné 15 fois en 6 jours à l'âge de 80 ans.

Un médecin, Guy de la Brosse, ayant résisté à la saignée et déclaré qu'il aimerait mieux mourir que la subir, Guy Patin irrité, écrit : « Ainsi a-t-il fait ; le Diable le saignera en l'autre monde ».

Le même Guy Patin employait aussi la saignée de précaution qu'on pratiquait encore chez nous il n'y a pas longtemps.

Le 14 novembre 1644 il écrit : « la reine mère

a été saignée au pied sans être autrement malade. Elle a 62 ans. »

N'est-ce pas dans l'*Amour médecin* que Sganarelle dit : « Il faut se faire saigner pour les maladies à venir » ?

Aujourd'hui on saigne moins et l'on ne saigne guère qu'au bras : jadis on saignait à divers endroits du corps : au front pour les maux de tête, les abcès des yeux et de la face ; derrière l'oreille pour la migraine ; au nez pour le larmoiement ; sous la langue pour les maux de dents ; au bras gauche pour les maladies de la rate ; au bras droit pour celles du foie. Au printemps, on saignait aux deux pieds, en été au pied droit, en hiver au pied gauche.

Le chirurgien Dionis écrit : « J'ai remarqué que quand j'ai saigné des maris en présence de leurs femmes, celles-ci ne voulaient point que je tirasse beaucoup de sang, et que, quand j'ai saigné des femmes, les maris n'étaient point contents que la saignée ne fût large et copieuse. »

Louis XIV, dont je vous parlerai tout à l'heure, prit, sur l'ordre de son médecin, Bouvard, dans une seule année, 215 médecines, 215 remèdes spéciaux et fut saigné 47 fois..

Mais j'en reviens à ces humeurs dont on se débarrassait ainsi, pour vous dire que leur théorie a donné naissance au préjugé du *lait répandu*, source, croyait-on et croit-on encore, de nombre de maladies ; à la théorie du rhume de cerveau qu'on croyait dû à la pituite secrétée par le cerveau

Le cerveau n'est pour rien, vous le savez, dans cet écoulement nasal qui constitue le coryza.

Enfin, longtemps encore, on s'ingénia à combattre les humeurs des enfants lymphatiques, en persistant à leur appliquer au bras des vésicatoires permanents gênants et inutiles.

III

Au début j'ai indiqué le serment que prêtaient les jeunes docteurs. Voici encore la liste des devoirs que la Faculté imposait à ses membres une fois admis :

« Les docteurs de la Faculté, disent les Statuts, cultiveront entre eux l'amitié.

« Nul n'ira voir un malade sans y être expressément invité.

« En toute occasion, les plus jeunes docteurs doivent se lever devant les anciens en signe de respect.

« Les anciens leur doivent la bienveillance et la protection. Les secrets des malades sont inviolables, nul ne peut révéler ce qu'il a vu, entendu ou simplement soupçonné chez eux. En toutes les assemblées doit présider la gravité, la décence, la douceur. Chacun doit parler à son rang, nul ne doit interrompre. »

Il est rare que ces préceptes ne soient pas observés aujourd'hui même par le corps médical : mais combien de fois le public ne pousse-t-il pas les médecins à les transgresser ?

Il ne sera pas inutile de donner ici les règles pour la consultation.

Tout d'abord, il était interdit d'accepter une consultation avec un empirique ou un étranger, et l'on considérait comme tel, à Paris, un médecin de Montpellier. Les Statuts ajoutaient :

« Dans les consultations médicales, les plus jeunes donneront les premiers leur avis et chacun ensuite suivant son rang d'ancienneté au doctorat.

« Ce qui aura été accepté par la majorité sera rapporté avec prudence au malade, aux parents ou aux amis par le plus ancien.

« Que les médecins appelés en consultation y arrivent exactement à l'heure fixée par le plus âgé, de peur que le retard d'un seul n'occasionne de l'inquiétude au malade ou de la gêne à ses collègues. »

Cela c'était la règle, mais combien d'exceptions !

Dans l'*Amour médecin*, il y a une consultation dans laquelle Molière nous représente quatre médecins très connus et qui s'occupent, en commençant, de choses tout à fait étrangères à leur réunion.

Elle se termine par une dispute.

« Je soutiens, dit Desfonandrès, que l'émétique la tuera.

— « Et moi, dit Tomès, que la saignée la fera mourir.

« Souvenez-vous, dit l'un des consultants de l'homme que vous avez fait crever l'autre jour.

— « Et vous, réplique l'autre, de la dame que vous avez envoyée dans l'autre monde !

Cela se passait en dehors du malade. Quand celui-ci était présent, il en était autrement.

Dans *Monsieur de Pourceaugnac*, l'un des consultants dit à son confrère :

« Il ne me reste qu'à féliciter Monsieur d'être tombé entre vos mains et de lui dire qu'il est trop heureux d'être fou, pour éprouver l'efficace et la douceur des remèdes que vous avez si judicieusement proposés. Je les approuve tous *manibus et pedibus. Descendo in tuam sententiam.* »

Et cette condescendance pouvait aller plus loin encore.

Dans l'*Amour médecin*, Desfonandrès dit :

« J'y consens ; qu'il me passe mon émétique pour ce malade, je lui passerai tout ce qu'il voudra pour le malade à venir. »

C'est la casse et le séné bien connus. Molière a certainement exagéré.

On pourrait placer ici, avec à-propos, la jolie fable de Lafontaine que vous connaissez tous :

Le médecin Tant pis allait voir un malade
Que visitait aussi son confrère Tant mieux.
Ce dernier espérait ; quoique son camarade
Soutint que le gisant irait voir ses aïeux.
Tous deux s'étant trouvés différents pour la cure,
Leur malade paya le tribut à nature,
Après qu'en ses conseils Tant pis eût été cru,
Ils triomphaient encor sur cette maladie.
L'un disait : il est mort, je l'avais bien prévu.
— S'il m'eût cru disait l'autre, il serait plein de vie.

On se demande à quelles moqueries se serait livré Molière, si l'homéopathie eut existé de son temps. La théorie des dilutions et celle des semblables eussent certainement exercé sa verve railleuse.

Et à propos d'homéopathie, voici une anecdote que je trouve dans une biographie de Henri Heine.

En quittant Hambourg, il reçut d'un de ses amis un petit paquet renfermant un saucisson à l'adresse du Dr X, médecin-homéopathe à Paris. Or, pendant le voyage il eut faim, ouvrit son sac et n'y trouvant que le saucisson. — Si j'y goûtais, dit-il. Il le trouva bon et s'en servit plusieurs tranches, si bien qu'arrivé à Paris il ne restait du saucisson qu'un petit bout. Il prit un rasoir, enleva une tranche mince comme du pain à chanter, la mit sous enveloppe et l'expédia au Dr X avec ce billet :

« Cher Docteur,

« Selon les principes de l'homéopathie, la millième partie d'un tout fait plus d'effet que le tout même ; c'est pourquoi je vous envoie cette partie au lieu du tout, dans l'espoir qu'elle vous procurera mille fois plus de plaisir que si vous aviez reçu le saucisson tout entier. »

IV

Il est temps de mettre en scène l'un des plus illustres malades de l'époque, un de ceux sur qui se sont le plus exercés les médecins.

La première maladie connue de Louis XIV est la variole qu'il eût à 8 ans, à l'occasion de laquelle il fut abondamment saigné, et qui lui laissa des traces sur le visage, ainsi qu'en témoigne le portrait suivant tiré d'un manuscrit de la Bibliothèque impériale de St-Pétersbourg :

« Le roi est grand, les épaules un peu larges, sa jambe belle, danse bien, fort adroit en tous les exercices. Il a l'air et le port d'un monarque, les cheveux presque noirs, taché de petite vérole, les yeux brillants et doux, la bouche rouge et avec tout cela il est parfaitement beau. »

A 47 ans, cependant, le roi avait perdu toutes les dents de la moitié gauche supérieure ; il n'en était pas défiguré.

En 1658 Louis XIV eut une fièvre typhoïde, pour laquelle il fut purgé 22 fois ; c'était l'époque où l'antimoine, ce métal qui entre dans la composition de l'émétique et du kermès, et sur l'efficacité duquel on discutait beaucoup, fut administré au roi, à la suite d'une consultation présidée par Mazarin qui opina pour ce remède.

Le roi guérit et Guy Patin, ennemi, à ce moment, de l'antimoine, écrit. « Ce n'est pas la peine de dire que le vin émétique l'a sauvé ; il en a pris si peu. Ce qui l'a sauvé c'est son innocence, son âge fort et robuste, neuf saignées et les prières de gens de bien comme nous ».

Le roi eut d'autres indispositions. Il s'enrhuma plusieurs fois en essayant des perruques; il eut fréquemment des douleurs de tête, des vertiges que l'on appellerait aujourd'hui vertiges d'estomac, et qui parfois l'obligeaient à se retenir aux meubles. Il était sujet aussi aux frissons. Il était goutteux à 44 ans, et certes l'abondant régime qu'il suivait avait pu contribuer aux vertiges et à la goutte.

« J'ai vu souvent, dit la princesse Palatine, le roi manger quatre assiettées de soupes diverses, un faisan entier, une perdrix, une grande assiettée de salade, du mouton au jus et à l'ail, deux bonnes tranches de jambon, une assiettée de pâtisserie, et puis encore du fruit et des confitures. »

Et un jour qu'il était fatigué, dit Fagon, « on ne lui servit que des croûtes, un potage aux pigeons et trois poulets rôtis ; le soir, du bouillon pour y mettre du pain et point de viandes. Le lendemain il fut servi comme le jour précédent, les croûtes, un potage avec une volaille et trois poulets rôtis dont il mangea, comme le vendredi, quatre ailes, les blancs et une cuisse. »

Aussi le roi, pour cause d'indigestion, quittait-il souvent la table ou le Conseil.

En 1686, âgé de 48 ans, il subit une opération considérée alors comme grave. On essaya d'abord, pour combattre la maladie, plusieurs remèdes. On envoya même à Barèges des gens atteints du même mal. Les eaux échouèrent et l'opération fut décidée.

La veille, le roi monta à cheval et mena sa vie ordinaire.

Le grand jour il se fit expliquer par son chirurgien, Félix, l'usage des instruments que celui-ci avait apportés et qu'il employa sans endormir le malade. Le roi supporta avec calme les huit terribles coups de ciseaux qui tailladèrent les chairs.

BIBLIOTHÈQUE NATIONALE

Aussitôt après l'opération, Louis XIV appela auprès de lui les ministres et tint conseil. Le lendemain il reçut les ambassadeurs étrangers.

Il paya royalement ses médecins. L'opérateur Félix eut 300,000 livres, une terre à Montreux, fut anobli et fait seigneur de Stains. Les médecins D'aquin et Fagon, qui avaient simplement assisté à l'opération, reçurent 100,000 et 80,000 livres ; quatre apothicaires, qui avaient été présents, eurent chacun 12,000 livres.

Inutile de dire que, pour faire sa cour, chacun voulut avoir la maladie du roi et se faire opérer.

Je peux vous dire un mot des honoraires des médecins à cette époque.

Ils soignaient gratuitement les pauvres, mais ne se faisaient pas trop payer des riches. Fagon, médecin du roi, n'acceptait jamais rien des malades. Dans un compte de chirurgien, datant de 1675, on trouve qu'une saignée au bras, pour un bourgeois, se payait 3 livres, et, pour un laquais ou une femme de chambre, 20 sols ; une saignée au pied, à un jeune garçon, 6 livres ; pour soins d'une plaie à la tête, avec vingt visites consécutives, 40 livres ; pour une entorse, avec sept visites en quinze jours, 20 livres.

Guy Patin a un mot charmant sur les honoraires : « Quand j'étais jeune, je rougissais de ce qu'on m'offrait de l'argent ; aujourd'hui, je rougis quand on ne m'en présente pas. »

Au cours de mes recherches pour cette causerie, j'ai trouvé, ces jours-ci, dans un recueil, la lettre qu'au VIe siècle avant notre ère, Phalaris. tyran d'Agrigente, qui faisait brûler ses ennemis dans un taureau d'airain, écrivit à son médecin.

En voici quelques passages :

« Je ne sais ce que je dois admirer le plus en vous, mon cher Polyclet, ou votre science dans la médecine ou votre probité. L'une m'a guéri d'une cruelle maladie, l'autre vous a fait mépriser les récompenses que vous auriez pu obtenir en assassinant un tyran...

« Je ne saurais donc ni assez vous admirer, ni assez vous remercier de la conduite que vous avez tenue à mon égard pendant que j'étais en votre puissance... Je vous envoie quatre burettes d'or pur, deux coupes d'argent, vingt tasses sculptées, cinquante mille écus... et vingt jeunes filles... »

Louis XIV, qui eut tant de fois besoin d'être soigné, était lui-même un guérisseur. Vous savez qu'on attribuait aux rois de France le pouvoir de guérir, en les touchant, les écrouelles, appelées aussi humeurs froides.

On fait remonter ce pouvoir à Clovis qui, ayant rêvé qu'il guérissait la plaie d'un brave guerrier de son entourage nommé Lancinet, le toucha à son réveil et le guérit « avec l'applaudissement de tout le monde ». Depuis, ce pouvoir passa aux rois de France jusques et y compris Charles X.

Sous Louis XIV, le prévôt de Paris, après le sacre du roi, et aux veilles des fêtes de Pâques, Pentecôte, Toussaint, et Noël, faisait publier que le roi toucherait les écrouelles tel jour et en tel endroit, afin que les malades s'y rendissent de bon matin. Après qu'ils avaient été examinés par le premier médecin, les médecins ordinaires, les chirurgiens et barbiers, ils se mettaient à genoux et les mains jointes, rangés sur plusieurs lignes.

Le roi arrivait suivi de princes, de prélats, de gentilhommes ; il traçait sur le visage de chaque malade le signe de la croix et disait : « Le roi te touche, Dieu te guérit. »

La cérémonie terminée, on présentait au roi, afin qu'il se lavât les mains, trois serviettes mouillées, la première avec du vinaigre, la deuxième avec de l'eau pure, et la troisième avec de l'eau de fleurs d'oranger.

On dit qu'à peine âgé de dix ans, Louis XIII toucha en une fois 800 scrofuleux. En 1611, il en toucha 660 en avril, 1,100 en mai et 450 en septembre. Cette cérémonie dura 2 heures 1/4. Il se trouva mal et dut se remettre en se lavant les mains avec du vin pur et en sentant du vin.

Le Vendredi Saint, Louis XIV touchait en une séance jusqu'à 1,800 scrofuleux Louis XV en toucha 2,000 après le sacre, et Louis XVI 2,400 dont 5 furent guéris. La formule n'était plus : « Le roi te touche, Dieu te guérit », mais « Dieu te guérisse, le roi te touche » ; c'était donc un souhait, non une affirmation.

Mais la foi se perdit peu à peu et Charles X, le lendemain du sacre, ne toucha que 720 scrofuleux qui furent présentés au roi par le médecin Alibert et par Dupuytren.

Ailleurs qu'en France on attribuait aux souverains certains pouvoirs sur les maladies.

Ainsi le roi de Hongrie guérissait la jaunisse, celui de Castille les démoniaques, celui d'Angleterre les épileptiques.

Aux saints aussi on attribuait une influence curative. Voici quelques indications des saints, dont l'intervention a été reconnue utile par l'Eglise. Contre les convulsions, dix saints ; Saint-Guy, St-Barthélémy, St-Maurice ; contre les maux de dents, 20: St-Christofle, St-Blaise, St-Médard, St-Roch ; contre les écrouelles, 15 ; contre la surdité 2: Ste-Ouine et St-Cuen. Pour la lèpre, on invoquait 52 saints: St-Main, St-Lazare, St-Job, etc. Pour la peste 53, St-Antoine, St-Sébastien, St-François de Paule, St-Roch, etc.

Pour en finir avec Louis XIV, je vous dirai que le quinquina fut découvert à son époque, et le roi en ressentit les bons effets.

Dans une lettre écrite par Racine à son ami Boileau, alors aux eaux de Bourbon, on lit : « l'émétique l'a mis à la mort, M. Fagon arriva fort à propos et lui ordonna au plus vite le quinquina. Il est maintenant sans fièvre. »

Vous savez qu'aujourd'hui le quinquina est considéré comme un tonique. C'est surtout à la quinine qu'on s'adresse pour « couper la fièvre » et, soit dit en passant, le célèbre chimiste Pelletier, qui retira le premier la quinine du quinquina, et à qui on va élever un monument, à Paris ; était le fils d'un pharmacien distingué de Bayonne.

Vous savez aussi que Louis XIV mourut de gangrène, et que sa mise en cercueil fut très pénible ; on croit qu'il était atteint de diabète. Son appétit énorme, la chute prématurée de ses dents figurent au nombre des symptômes qui justifient ce diagnostic.

Vous avez pu remarquer la munificence avec laquelle Louis XIV paya son chirurgien. Vous l'auriez remarquée bien davantage, si vous connaissiez dans quel état d'infériorité les médecins tenaient les chirurgiens.

Jadis la médecine était dans la main des prêtres, qui considéraient comme un travail manuel indigne d'eux l'emploi des instruments de chirurgie, et ne voulaient pas verser du sang. Les opérations et saignées passèrent donc aux mains des chirurgiens et barbiers, puis ceux-ci se séparèrent des chirurgiens, mais il fallut procès et ordonnances pour que les chirurgiens devinssent les égaux des médecins.

Dans l'une de ces ordonnances, il était prescrit aux chirurgiens de tenir boutique et un élève devait rester en permanence pour prêter secours « à qui en aurait besoin ». Ce sont nos postes médicaux d'aujourd'hui.

Quant aux barbiers, ils conservèrent longtemps la pratique de la saignée, des ventouses et autres remèdes. Vous connaissez le mot de Figaro dans le Barbier de Séville : « Tu es son locataire, lui dit Almaviva. Et Figaro de répondre « de plus son barbier, son chirurgien, son apothicaire. Il ne se donne pas dans sa maison un seul coup de rasoir, de lancette ou de piston, qui ne soit de la main de votre serviteur ».

V

Je passe à une autre malade du temps de Molière.

Il me faudrait plus de temps que je n'en ai pour vous dire les occasions diverses dans lesquelles Mme de Sévigné eut recours à la médecine, et fut à même d'exprimer son opinion sur les médecins de son temps. On sait qu'elle alla prendre les eaux de Vichy, et que de ce bourg, qui a tant grandi depuis, elle écrivit de fort jolies lettres.

La mode était alors aux eaux minérales, et on faillit envoyer, comme je vous l'ai dit, Louis XIV à Barèges, avant de l'opérer.

Entre autres médecines on lui fit prendre des eaux de Forges qu'un exprès lui apportait chaque jour à Fontainebleau.

Madame de Sévigné fut soignée à Vichy par un médecin dont elle trace le portrait que voici :

« Ma chère, c'est un homme de 28 ans, dont le visage est le plus beau et le plus charmant que j'aie jamais vu ; il a les yeux de M. de Mazarin et les dents parfaites, le reste du visage comme on imagine Rinaldo, de grandes boucles noires qui lui font la plus agréable tête du monde. Voilà mon joli médecin, il est habillé comme un prince et bon garçon au dernier point. »

Dans une autre lettre elle raconte comment elle boit les eaux.

« On va à six heures à la fontaine ; tout le monde s'y trouve, on boit les eaux et l'on fait une fort vilaine figure, car imaginez-vous qu'elles sont bouillantes et d'un goût de salpêtre fort désagréable. On tourne, on va, on vient, on se promène, on entend la messe, on rend les eaux, on parle confidemment de la manière dont on les rend. Il n'est question que de cela jusqu'à midi. Enfin on dîne ; après dîner on va chez quelqu'un ; à 5 heures on va se promener dans des pays délicieux ; à 7 h. on soupe légèrement ; on se couche à 10 ».

Voici maintenant la description qu'elle fait de la douche :

« J'ai commencé la douche aujourd'hui, c'est une assez bonne répétition du purgatoire ; on est toute nue dans un petit lieu sous terre où l'on trouve un tuyau de cette eau chaude qu'une femme fait aller où vous voulez. Cet état où l'on conserve à peine une feuille de figuier pour tout habillement, c'est une chose assez humiliante. Derrière le rideau se met quelqu'un qui vous soutient le courage pendant une demi-heure. C'était pour moi un médecin de Gannat qui est un fort bon garçon....

« Représentez-vous un jet d'eau contre quelqu'une de vos petites parties, toute la plus bouillante que vous puissiez vous imaginer ; on met l'alarme partout pour mettre en mouvement tous les esprits, et puis on s'attache aux jointures qui ont été affligées ; mais quand on en vient à la nuque du cou, c'est une sorte de feu et de surprise qui ne se peut comprendre. Il faut tout souffrir et l'on souffre tout et l'on n'est point brûlée ; et on se met ensuite dans un lit chaud où l'on sue abondamment, et voilà qui guérit. Voici encore où mon médecin est bon, car au lieu de m'abandonner à deux heures d'un ennui qui ne peut se séparer de la sueur, je le fais lire et cela me divertit. Il sait vivre, il n'est point charlatan ; il traite la médecine en galant homme. Enfin il m'amuse. »

A part son médecin de Vichy qui était pour elle, l'idéal, madame de Sévigné savait, à l'occasion, se moquer des médecins. Elle en réunissait quelques-uns autour d'elle, leur posait des questions et s'amusait de leur embarras ; elle collectionnait leurs ordonnances, en suivait une quelquefois et était toute fière de dire au médecin qui la lui avait donnée, qu'elle n'en avait ressenti aucun bien.

Avec cela, cherchant partout des remèdes pour tous les maux du monde, les envoyant à ses amies à qui elle en demandait d'autres en échange, tout comme on fait aujourd'hui des timbres-poste.

VI

Je vais encore vous parler d'un malade de cette époque, de Boileau.

C'est dans ses lettres à Racine, que l'auteur du Lutrin nous donne quelques détails sur la vie des eaux.

« J'ai été purgé, saigné, dit-il, et il ne me manque plus aucune des formalités prétendues nécessaires pour prendre les eaux...

« M. Fagon et plusieurs médecin très habiles m'avaient ordonné de boire beaucoup d'eau de St-Rémo et des tisanes de chicorée, et j'ai trouvé chez M. Nicole, un médecin qui me paraît fort sensé, qui m'a dit qu'il connaissait mon mal à fond, qu'il en avait déjà guéri plusieurs, et que je ne guérirais jamais tant que je boirais de l'eau et de la tisane. Ce qui est arrivé de là, c'est que je n'exécute ni son ordonnance ni celle de M. Fagon.

Et dans une autre lettre :

« Les eaux jusqu'ici m'ont fait un fort grand bien suivant toutes les règles, puisque je les rends de reste, et qu'elles m'ont pour ainsi dire tout fait sortir du corps, excepté la maladie pour laquelle je les prends,...

« M. Bourdier soutient que j'ai la voix plus forte, et M. Baudière, mon apothicaire, qui est encore meilleur juge puisqu'il est sourd, prétend la même chose. »

Boileau n'a guère confiance en la médecine. Mais il consulte tout de même les médecins. A propos d'une contradiction entre deux docteurs, il écrit : « Il est fâcheux de se voir ainsi le jouet d'une science très conjecturale, et où l'un dit blanc et l'autre noir. Enfin me voilà livré à la médecine, il n'est plus temps de reculer. »

Vous connaissez les vers de Boileau sur Perrault, médecin et auteur de la colonnade du Louvre.

Oui, j'ai dit en mes vers, qu'un célèbre assassin
Laissant de Galien la science infertile,
D'ignorant médecin devint maçon habile.
Mais de parler de vous je n'eus jamais dessein,
Perrault ; ma muse est trop correcte.
Vous êtes, je l'avoue, ignorant médecin
Mais non pas habile architecte.

et ce quatrain :

Ton oncle, dis-tu, l'assassin
M'a guéri d'une maladie.
La preuve qu'il ne fut jamais mon médecin
C'est que je suis encore en vie

VII

Mais revenons à Molière. Croyait-il à la médecine ?

On ne le dirait pas par sa réponse à Louis XIV.

« — Vous avez un médecin, lui dit un jour le roi. Que vous fait-il ?

Et Molière de répondre : « Nous causons, il m'ordonne des remèdes, je ne les fais pas et je guéris. »

Dans le *Festin de Pierre*, il fait dire à un de ses personnages : « Un médecin est un homme que l'on paie pour conter des fariboles dans la chambre d'un malade, jusqu'à ce que la nature l'ait guéri ou que les remèdes l'aient tué ».

Au moment de sa mort, Molière disait : « Tout ce qui ne rentre pas dans le corps, je l'éprouve volontiers ; mais les remèdes me font perdre ce qui me reste de vie », car il ne les aime pas, et, partisan de l'action de la nature, il lui échappe, dans le *Malade Imaginaire*, cette phrase déjà citée par moi : « C'est notre impatience qui gâte tout, et presque tous les hommes meurent de leurs remèdes et non pas de leurs maladies ».

Cependant il rend hommage à la correction des médecins qui croient en leur science et y puisent les règles de leur conduite.

« C'est de la meilleure foi du monde, dit Beralde, qu'il vous expédiera, et il ne fera, en vous tuant, que ce qu'il a fait à sa femme et à ses enfants, et ce qu'au besoin il se ferait à lui-même ».

Molière raillait avec raison les remèdes de son temps, si bizarres qu'ils pourraient faire l'objet d'une conférence intéressante, depuis les animaux tels que la vipère jusqu'aux minéraux et pierres précieuses, dont il parle dans une de ses pièces, et qu'on introduit dans le fromage. Pour nous en tenir à la vipère, la tête, grillée et avalée, guérissait de sa propre morsure ;

pendue au cou, elle guérissait les angines ; le cerveau, pendu de même, faisait pousser les dents aux petits enfants ; sa graisse guérissait de la goutte. Dans un livre de pharmacie, signé Chalas, on attribue à la vipère « une vertu rénovatrice et, s'il faut ainsi dire, capable de rajeunir ».

Ne dirait-on pas le remède régénérateur imaginé par Brown Sequard?

A propos d'étranges remèdes, en voici un que je trouve dans un article du Dr Cabanès, publié, il y a quelques jours, dans la *Gazette des Hôpitaux*.

Il s'agit du duc de Reichstadt, l'*Aiglon*, d'Eugène Rostand, dont la pièce vient d'obtenir un si réel succès.

On sait que le duc de Reichstadt était phtisique comme son père, qui ne succomba pas à cette maladie, mais à un cancer de l'estomac.

Lorsque l' « Aiglon » eut son engorgement du foie, voici le traitement qui lui fut ordonné :

« Le docteur Malfatti, qu'une attaque de goutte retenait loin du prince, désigna pour le remplacer les docteurs Reiman et Vichrer. Malfatti avait prévenu ses confrères qu'il avait prescrit au duc des *bains de tripes*, « vu l'état de dépé« rissement produit par la suspension des forces « digestives ».

« Les médecins, jugeant que le remède était opportun et même urgent *(sic)*, approuvèrent l'idée de leur collègue, et le prince prit deux bains de tripes pendant deux jours consécutifs !

« Chose extraordinaire, la fièvre s'arrêta sous l'influence de ce traitement au moins singulier : nous voulons plutôt croire à une coïncidence qu'à une relation de cause à effet. »

Si l'on veut trouver la pensée de Molière sur les médecins, c'est encore dans le *Malade Imaginaire* qu'il faut l'aller chercher.

Argan dit : « C'est un bon impertinent que votre Molière avec ses comédies, et je le trouve bien plaisant d'aller jouer d'honnêtes gens comme les médecins. »

Et Molière de répliquer par la bouche de Beralde : « Ce ne sont point les médecins qu'il joue mais le ridicule de la médecine. »

Argan reprend, et ici l'on voit bien que Molière croit à la haine des médecins contre lui : « Par la mort non de diable, si j'étais que des médecins je me vengerais de son impertinence, et quand il sera malade je le laisserais mourir sans secours. Il aurait beau faire et beau dire, je ne lui ordonnerais pas la moindre petite saignée, le moindre petit lavement et je lui dirais : crève, crève, cela t'apprendra une autre fois à te jouer de la Faculté. »

Le fait est qu'au moment de sa mort, Molière n'a eu à son chevet aucun docteur.

A quelle maladie succomba Molière ?

Un grand nombre de médecins croient que c'est à la phtisie, d'autres disent que c'est à un anévrisme de l'aorte.

Il était de complexion délicate, toussait souvent, crachait quelquefois du sang. Sa toux l'annonçait lorsqu'il allait entrer en scène.

Il soigna sa poitrine en parlant le moins posble, réservant ses forces pour le théâtre.

Il était nerveux, très empressé auprès des femmes.

Il se maria à 42 ans avec une femme de 18 ans dont la coquetterie le tua.

Il se sépara bientôt d'elle, mais dix mois

avant sa mort il la rappela, et pour que tout fût commun entre eux, ils mangèrent à la même table. Le régime de la viande fut alors substitué à celui du lait si salutaire.

A cette époque, son ami Boileau vint le voir et l'engagea à ne plus jouer.

— Ah ! que me dites-vous là, répondit-il — il y a un honneur pour moi à ne point quitter.

Le jour de sa mort, le vendredi 17 février 1673, on jouait pour la quatrième fois le *Malade Imaginaire*. On voulut, comme il toussait plus que d'habitude, l'empêcher de monter sur la scène.

— Eh que feront, répondit-il, tant de pauvres gens qui n'ont que cette représentation pour vivre !

Lorsque dans la cérémonie il prononça le mot Juro (je le jure), il fut pris d'une convulsion qu'il cacha au public. Rentré après la pièce dans sa loge, il se plaignit de froid. Son camarade Baron le fit transporter chez lui en chaise. Là il refusa du bouillon préparé par sa femme et qui était, dit-il, comme de l'eau forte, et essaya de manger du fromage parmesan. On le coucha, il envoya demander à sa femme un oreiller rempli d'une drogue qu'elle lui avait promise pour le faire dormir, il fut pris d'un violent accès de tous et réclama de la lumière pour voir ce qu'il avait craché, c'était du sang. Il en fut effrayé et pria qu'on appelât sa femme ; mais quand elle monta, il était mort, ayant auprès de lui deux religieuses qui étaient venues pour quêter, et à qui il avait offert l'hospitalité dans sa demeure.

Ainsi mourut ce génie, qui porta si haut et si loin le renom de l'art dramatique français, et sous l'invocation duquel j'ai voulu abriter cette modeste causerie.

Je vous remercie de l'avoir écoutée avec une si bienveillante attention ; je remercie surtout ceux et celles qui l'ont par deux fois affrontée.

J'ai essayé de faire voir comment Molière avait compris la médecine de son temps, et de quels fins sarcasmes il l'avait criblée.

Mais le sujet est trop vaste ; je n'ai pu que l'effleurer.

Peut-être tenterai-je un jour de le fouiller davantage, et de relier la médecine du grand Siècle à celle du XIXe, en étudiant avec vous les progrès de l'art de guérir, en faisant revivre, quelques instants, ces grands noms de la médecine contemporaine, si ardents aux recherches, si admirables en dévouements. J'essaierai de vous montrer quelques-uns de ces héros trop ignorés, payant de la vie, sur les champs de batailles obscurs de la science, l'application de leur savoir éclairé au soulagement de leurs semblables.

BIBLIOTHÈQUE NATIONALE R.F. IMPRIMÉS

Biarritz, Imprimerie A. LAMAIGNERE

BIBLIOTHEQUE NATIONALE DE FRANCE
3 7531 04126125 7

www.ingramcontent.com/pod-product-compliance
Ingram Content Group UK Ltd.
Pitfield, Milton Keynes, MK11 3LW, UK
UKHW021121230726
13926UKWH00002B/586